NOTES ET DOCUMENTS

POUR SERVIR A LA

GÉOGRAPHIE MÉDICALE

D'ORLÉANSVILLE,

PAR M. BARBY,

Médecin en chef de l'hôpital de cette place.

PARIS,

IMPRIMÉ PAR HENRI ET CHARLES NOBLET,
RUE SAINT-DOMINIQUE, 56.

1854

Tc $^{6}_{74}$

NOTES ET DOCUMENTS

POUR SERVIR A LA

TOPOGRAPHIE MÉDICALE

D'ORLÉANSVILLE;

PAR M. BARBY,

Ex-médecin en chef de l'hôpital de cette place.

PARIS,

IMPRIMÉ PAR HENRI ET CHARLES NOBLET,

RUE SAINT-DOMINIQUE, 56.

—

1854

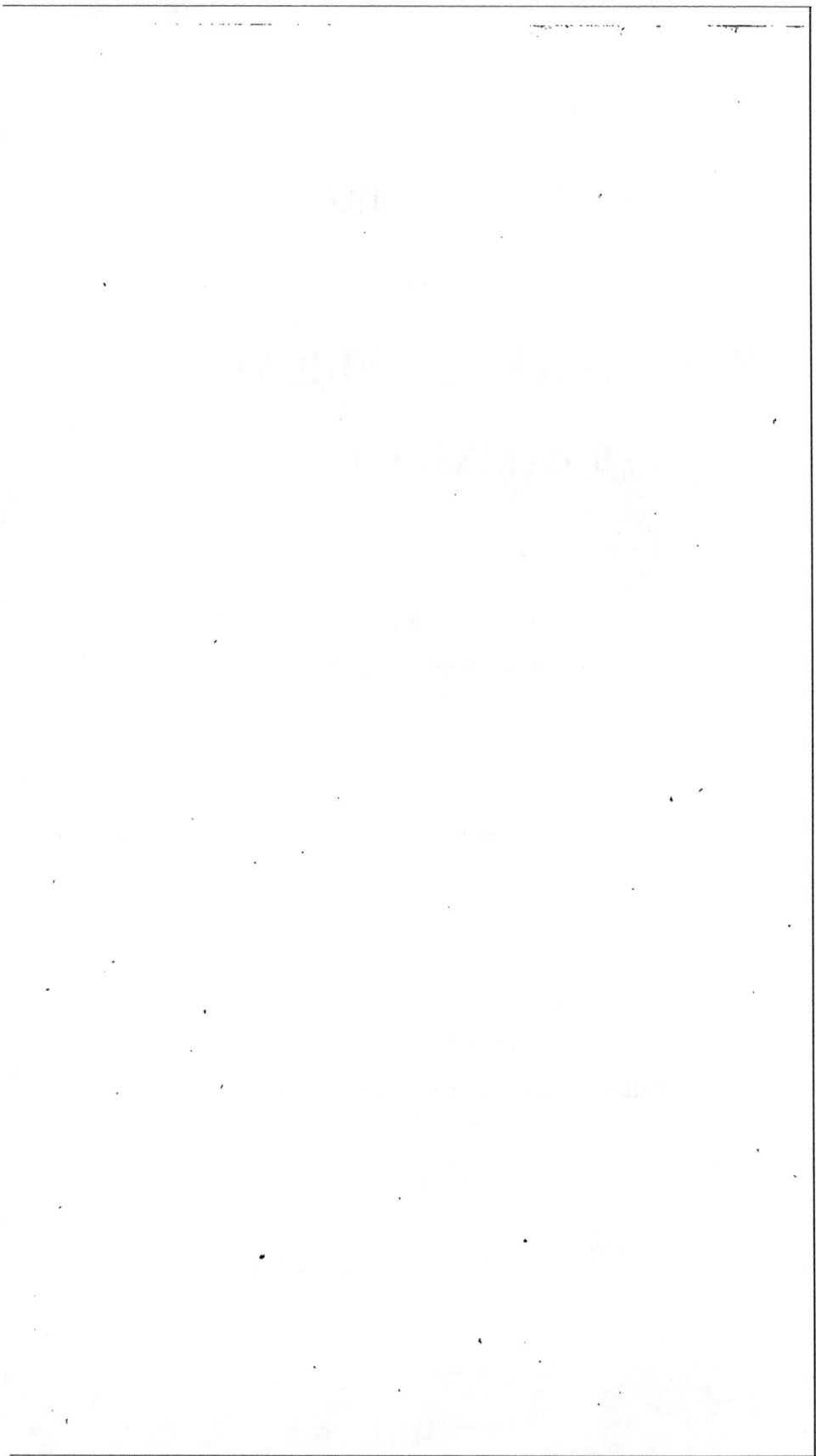

NOTES ET DOCUMENTS

POUR SERVIR

A LA TOPOGRAPHIE MÉDICALE D'ORLÉANSVILLE.

APERÇU GÉNÉRAL SUR LA TOPOGRAPHIE DU PAYS.

Ce qui frappe d'abord l'esprit du voyageur qui arrive à Orléansville, c'est l'aspect désolé du pays. Rien de triste, rien de navrant comme la vue de cette partie de la plaine du Chélif. On se demande pourquoi les Romains ont jadis bâti une ville en cet endroit, pourquoi ils lui ont donné une certaine importance, attestée par des fragments de ruines et par la tradition (El-Ess-Lam, la ville aux statues), et l'on est en droit de supposer que le pays devait être dans des conditions toutes différentes.

Aujourd'hui, si, du plateau incliné au nord sur lequel est bâtie la ville, on jette les yeux de l'autre côté du Chélif, on ne voit qu'une plaine étroite et aride, bordée du côté du nord d'un premier rang de monticules de sable rouge dépourvus de végétation, et derrière eux des montagnes dépouillées d'arbres ou d'arbustes, et qu'une chétive végétation recouvre fort imparfaitement pendant la saison humide. Au sud, on voit des montagnes semblables aux précédentes, et derrière elles le pic de l'Ouarensenis qui les domine. Que la vue se porte du côté de la porte de Milianah, vers l'est, ou sur la route de Mostaganem, vers l'ouest, partout même absence de végétation vivace ou arborescente, même aspect de désolation.

On dirait une ville jetée au milieu du désert, et éloignée de toute oasis.

Orléansville, placée au pied des montagnes qui vont se relier à la chaîne de l'Ouarensenis et qui la protègent contre les vents du sud, et sur le bord du Chélif, se trouve à 53 kilomètres de Ténès, c'est-à-dire de la mer. Entre le littoral et la ville sont des montagnes qui interceptent les vents de mer et rendent nuls ou fort rares les vents du nord. Aussi, le plus grand nombre des vents sont-ils ceux de l'ouest ou de l'est, du nord-ouest ou du sud-ouest. Lorsque l'on ressent le souffle énervant du sirocco, il vient toujours de l'est ou du sud-est, quoi qu'en disent ceux qui ne veulent nommer sirocco que le vent du sud.

Le Chélif suit son cours sinueux dans la plaine étroite dont nous venons de parler, et se trouve bordé dans ses écarts par des monticules qui empêchent l'eau de mouiller de grandes étendues de terrain : d'ailleurs, il est généralement encaissé ; le sol dans lequel il s'est creusé un lit est un terrain d'alluvion très-meuble. En hiver et pendant une grande partie des saisons intermédiaires, il contient beaucoup d'eau, en été beaucoup moins ; cependant, il ne laisse pas en se retirant de bords marécageux. Il en résulte qu'Orléansville ne compte pas de marais dans ses environs, et que cet élément étiologique, qui affecte un si grand nombre d'autres localités de l'Algérie, fait complétement défaut en ce point. Nous dirons tout-à-l'heure ce qu'est l'eau du Chélif.

Le sol sur lequel est bâtie la ville est un terrain d'alluvion de récente formation. Dans la vallée du Chélif, il y a, pendant la saison de l'hiver et du printemps, un peu de végétation, qui, en de certaines années, fournit une abondante récolte de fourrage. Depuis que nous avons créé en ce lieu un centre de population, on trouve du blé, de l'orge en assez grande quantité : ce sont les ressources alimentaires du pays, pour les hommes et les animaux ; les légumes sont très-rares et généralement de mauvaise qualité ; les fruits manquent entièrement.

MÉTÉOROLOGIE.

Nous manquons d'observations jusqu'au 13 mai 1851, époque à laquelle elles ont été instituées régulièrement à l'hôpital par nos prédécesseurs. Toutes celles qui ont été faites avant nous, et pendant notre séjour, nous les avons résumées dans le tableau n° 4 annexé à ce mémoire. On peut y voir que, durant certains mois, la température est très-élevée ; que les maxima ont été, en juillet 1851 et en juillet 1853, de 43°, chiffre presqu'égal au maximum thermométrique du Sénégal (43°7) (1), et un peu supérieur au maximum noté à Blidah le 6 août 1851, qui était de 42° ; que le degré le plus bas a été de 4° en février 1852. Ces limites extrêmes auraient, dit-on, été dépassées à d'autres époques, mais aucun document ne nous a permis de nous en assurer.

Les moyennes indiquent une température très-élevée en été et froide en hiver. Celle de juillet 1852 est de 31° 6 (c'est le mois le plus chaud); celle de février de 8° 67 (c'est le mois le plus froid). Pendant six mois, du 1er novembre au 30 avril, la moyenne générale est de 11° 54, c'est-à-dire presque la température annuelle de nos villes du centre et de l'est de la France. Pendant les six autres mois, c'est-à-dire en additionnant août, septembre et octobre 1851, mai, juin et juillet 1852, on a une moyenne de 25° 59. Enfin, en prenant la moyenne de ces douze mois formant une année pleine, on trouve que la moyenne annuelle est de 18° 57.

Si l'on s'en rapportait à ces observations faites pendant quinze mois, le climat d'Orléansville serait un climat modérément chaud, et non pas un climat à température élevée constante.

(1) Thévenot, Traité des maladies des Européens dans les pays chauds.

Nous citions tout à l'heure les maxima du Sénégal, qui ne dépassent pas sensiblement ceux d'Orléansville; mais il y a cette différence, qu'au Sénégal la moyenne annuelle est de 27 à 28°, différence capitale qui indique une action soutenue de la température.

La température au soleil, à l'air libre, donne des maxima qui n'ont point dépassé 65° (août 1851); elle suit à peu près les moyennes mensuelles.

On a pu voir que les variations annuelles oscillent entre 4°, chiffre minimum, et 43°, chiffre maximum; autrement dit, qu'elles sont de 39°. Les variations diurnes sont parfois très-grandes; elles ont été de 19° en mai 1851, de 18° 5 en mai 1852 : c'est le mois par excellence des secousses et des perturbations atmosphériques.

Je ne dirai rien de la pression atmosphérique, les observations recueillies ne m'inspirant qu'une médiocre confiance. D'après ces observations, en juin et octobre 1852 il y aurait eu des oscillations de 1 pouce 5 lignes.

Le ciel est rarement de ce beau bleu que l'on voit sur le littoral de la Méditerranée et sur d'autres points de l'intérieur, où la végétation et des marais entretiennent de la vapeur d'eau dans l'air. Le ciel d'Orléansville est souvent gris, obscurci par la poussière; d'autres fois, il est rouge ou jaune rougeâtre.

La pluie, les orages, l'état nuageux du ciel, sont répartis dans une année comme on peut le voir par le tableau ci-dessous.

Tableau présentant pour une année, du 1er août 1851 au 1er août 1852, les différentes variations de temps.

DÉSIGNATION DES JOURS.	NOMBRE.
Jours couverts sans pluie........................	52
— de pluie sans orage........................	53
— de neige........................	2
— d'orage........................	17

Les années diffèrent sous ce rapport; car, si nous comparons juin et juillet 1851 avec les mêmes mois de 1852, nous trouverons qu'il y a plus de jours couverts, plus d'orages, en 1852 qu'en 1851.

VENTS.

Ils paraissent varier beaucoup d'une année à l'autre, et ne pas offrir de constance suivant les saisons. En mai, juin et juillet 1852, les vents d'ouest l'emportent de beaucoup, et nous ne trouvons que 5 jours de vent d'est plein. Durant les mêmes mois de 1851, le vent d'est prédomine au contraire.

Dans ces mêmes mois de 1852, on compte neuf ou ragans, des vents violents pendant un grand nombre d'autres jours, et, en 1851, on n'a signalé que deux jours de vent fort; mais les observations ne paraissent pas complètes.

Il résulte de ces observations, que le climat d'Orléansville offre deux saisons bien tranchées : la saison sèche, chaude, du 1er mai au 31 octobre, ayant une température moyenne de 25° 59, 27 jours couverts, 10 jours de pluie, et 16 jours d'orage ; la saison froide, du 1er novembre au 30 avril, donnant une moyenne de température de 11° 54, 25 jours couverts, 43 jours de pluie, 2 jours de neige et 1 jour d'orage ; que les vents n'ayant aucune constance, il n'est pas possible, avec ces simples observations, de déterminer le vent dominant d'une saison ou d'une autre.

Le résumé que je donne d'une année d'observations ne peut servir qu'à titre de renseignement.

Au rapport de beaucoup d'anciens habitants d'Orléansville, le climat aurait changé, et l'année aurait été moins chaude que les précédentes (1).

---

(1) On peut juger cependant de la valeur de ces témoignages par un simple rapprochement de chiffres : juin et juillet 1851 auraient été, dit-on, plus chauds, et cependant juin 1851 a pour moyenne 27°, juin 1852 27° 5, juillet 1851 30° 88, juillet 1852 31° 6.

EAUX.

Orléansville est sur le bord d'une rivière que les indigènes nomment le *Père des Fleuves*, et cependant Orléansville n'a pas d'eau pendant la saison sèche. Il faut aller, avec des tonneaux portés à dos d'âne ou sur des voitures, chercher l'eau, ce qui rend dispendieux les moyens de se la procurer.

La ville reçoit en outre les eaux d'un affluent du Chélif, le Thigaouth, dont les eaux, ainsi que celles de deux sources principales et de quelques petites sources, sont amenées en ville par des conduites déjà établies du temps des Romains, et fournissant des eaux dont la quantité est peu considérable, surtout en été. On peut encore s'en procurer sur les bords du Chélif, soit au village de la Ferme, soit au jardin d'essais, soit enfin à la Smala des Spahis, mais en petite quantité : d'ailleurs, ces endroits se trouvent à deux ou trois kilomètres de la ville.

Je dois à l'obligeance de M. Dupuis, pharmacien-major, et de M. Jacquot, pharmacien-aide-major, des renseignements qui me permettent de donner une idée de la valeur relative de la composition chimique de ces eaux.

Quantités proportionnelles de sels pour un kilogramme d'eau évaporée.

DÉSIGNATION DES EAUX.	RÉSIDUS. Quantités en grammes
	gr. c.
Eau du Chélif..	1 20
— du Thigaouth..	3 10
Conduit couvert, source droite...........................	2 50
— source gauche.........................	2 35
Réunion de ces deux sources et de plusieurs autres petites entre elles et Orléansville, et alimentant la fontaine de la place.	2 45
Conduit ouvert..	2 95
Quatre sources du conduit ouvert, isolément et ensemble...	4 »
Du Jardin d'Essais.......................................	1 50
Puits de la Smala des Spahis.............................	2 50

Les sels formant ces résidus sont des carbonates, des sulfates, des chlorhydrates, des silicates calcaires et magnésiens, des traces de fer.

Dans les sources qui alimentent le conduit ouvert, on a trouvé de l'acide carbonique libre.

Lorsqu'aucune pluie, aucun orage, n'ont altéré la pureté des eaux du Chélif, elles sont potables, mais elles ont en toute saison un goût saumâtre. Elles cuisent bien les légumes, sont propres à tous les usages domestiques, et conviennent à l'entretien de la végétation.

Par les temps de pluie, le Chélif grossit, ses eaux deviennent troubles d'abord, noirâtres ensuite, et elles contractent une odeur et une saveur insupportables, à raison des matières organiques dont elles se sont chargées.

Il faut, pour les employer, les laisser reposer, ensuite les filtrer.

Les eaux du Thigaouth amenées en ville par la conduite romaine contiennent beaucoup de sulfates et de chlorhydrates magnésiens et calcaires; elles sont impropres à la cuisson des légumes et au blanchissage du linge.

Le résidu salin des eaux de la conduite romaine dite du Télégraphe, est en grande partie formé de sels magnésiens. Les chevaux boivent de cette eau difficilement, mais ils finissent par s'y habituer, et n'en éprouvent jamais d'inconvénients.

Quant aux eaux du jardin d'essais, qui sont, après celles du Chélif, les moins chargées de sels, elles contiennent des chlorures de magnésium en petite quantité, des sulfates et carbonates calcaires en plus grande quantité, dans les proportions où ces sels se trouvent dans les meilleures eaux potables. Elles sont agréables, fraîches, sans odeur ni saveur. Comme les bonnes eaux de source, elles cuisent parfaitement les légumes et dissolvent le savon. Ce sont, avec les eaux de puits de la Ferme et les eaux de quelques puits creusés à une petite distance du Chélif,

comme celles que j'ai bues à Ponteba, les meilleures
de toutes les eaux de la localité.

On ne peut reprocher à l'eau du Chélif que sa
saveur, qui empêche de la boire pure. Elle est, après
les précédentes, la meilleure dont on puisse disposer,
sauf aux moments de pluie, où elle exige une pré-
paration préalable.

Les autres eaux, soit du Thigaouth, soit des sources
qui alimentent les conduits ouverts ou couverts, sont
trop chargées de sels; elles peuvent être employées
à quelques usages de second ordre et à l'arrosage,
mais elles sont impropres aux autres usages que l'on
fait des bonnes eaux hygiéniques.

On peut juger, par ces simples données, de la pénurie dans laquelle se trouve Orléansville sous le
rapport des eaux, et c'est un point défectueux de
l'hygiène de la ville.

ALIMENTS.

Le bœuf, le veau, le mouton, le porc et le gibier,
sont les viandes consommées à Orléansville. Le
bœuf est communément de petite stature; sa viande
est moins succulente en automne et quand, la saison sèche se prolongeant, les bestiaux ont manqué
de fourrage frais. Le mouton est généralement bon.
Le porc est petit et rare. Le gibier est sec et filan-
dreux.

On emploie presque exclusivement le lait de chè-
vre; celui de vache est plus rare, et le beurre ne
se rencontre qu'à l'état d'échantillon; à peine quelques personnes peuvent-elles s'en procurer à des
prix très-élevés. Cela tient à la rareté du lait de
vache, et à l'ignorance des colons, qui ne savent
pas le fabriquer. Le beurre arabe, fondu, est d'une
grande ressource, mais il a toujours un peu d'odeur
désagréable, et ne peut être employé qu'à titre d'as-
saisonnement.

Les œufs sont le plus souvent fort petits; on commence cependant à en avoir de plus gros en assez grand nombre, provenant de poules espagnoles.

Il vient assez souvent du poisson de Ténès, et quelques crustacés, comme les langoustes ; mais, en été, la putréfaction s'en empare trop promptement pour qu'on puisse songer à régulariser l'approvisionnement du marché. Dans le Chélif, on pêche des tortues d'eau et des crabes d'eau douce, qui sont une maigre ressource.

Les légumes et les autres plantes potagères sont très-rares dans le pays. Ces végétaux, ainsi que les fruits, arrivent, soit de Ténès, soit de Mostaganem, soit enfin de Milianah ; on ne peut s'en procurer qu'à un prix trop élevé pour la cuisine des pauvres ; les personnes riches ont souvent de la peine à en avoir. On ne mange que très-peu de fruits.

Le blé dur est la principale céréale, et il est d'une bonne qualité. L'orge vient en abondance. Nous avons vu quelques champs de maïs et d'avoine, mais petits et rares.

Les vins et les liqueurs sont généralement de mauvaise qualité. On fabrique sur place de la bière qui, par la suite, sera obtenue meilleure, mais qui est déjà acceptable.

Orléansville est donc, sous le rapport alimentaire, un pays mal partagé ; il serait à désirer qu'à l'aide d'un meilleur système de distribution des eaux, on pût créer des jardins potagers et fruitiers ; c'est là une amélioration qui sera nécessairement subordonnée à la quantité d'eau qu'on pourra obtenir.

HABITATIONS.

Orléansville est actuellement pourvu de bâtiments militaires magnifiquement construits. Les casernes peuvent loger plus de 2,000 hommes ; il y a un pavillon pour les officiers. L'hôpital militaire est bien installé, mais une aile de cet hôpital reste à construire. Des barraques servent d'écuries. Sous le

rapport du logement, le soldat est dans les meilleures conditions, et son installation ne laisse rien à
désirer.

Il n'en est pas de même des autres habitations de
la ville, qui, à l'exception de trois ou quatre maisons, sont toutes défectueuses.

La ville est tracée sur un plan trop vaste; ses rues
sont trop larges et trop accessibles au soleil et au
vent.

Le sol est encore tellement perméable, que, par les
temps de pluie, on ne peut marcher qu'avec difficulté,
et qu'il faut alors se munir de chaussures épaisses
et solides.

A l'exception de la rue de Rome et de la place,
où il y a des arbres de moyenne grandeur, on n'a
aucun abri contre le soleil ; on ne trouve aucun
ruisseau qui fasse circuler des eaux vives, et, avec
elles, de la fraîcheur.

Les maisons disséminées dans cet immense espace
sont généralement sans étages supérieurs et sans
caves ; elles sont construites en briques placées de
champ, ou en mauvaises pierres, et quelques unes
en pisé. Les murailles, de peu d'épaisseur, s'échauf-
fent rapidement au soleil, où s'infiltrent des eaux
pluviales. La toiture, formée de planches de sapin
plus ou moins bien jointes, recouvertes de tuiles,
garantit peu du soleil ; ce qui, dans la saison des
chaleurs, transforme ces habitations en étuves sè-
ches, ainsi que nous avons été à même de le con-
stater dans quelques unes, qui , le soir, donnaient
une température de 38°, tandis qu'au dehors nous
n'en avions que 32°. A l'époque des pluies, l'humi-
dité de l'atmosphère et du sol est excessive et se fait
sentir vivement dans l'intérieur des habitations,
dont les parois très-minces sont perméables à l'eau
météorique.

L'habitant d'Orléansville ne jouit pas du bien-être
d'une habitation régulière, et, si l'on pénètre dans son
intérieur, on voit qu'il est généralement *campé*, et que

les lits, le mobilier, et tous ces utiles accessoires d'une installation de famille, sont mauvais ou à peine appropriés à leur destination, même chez ceux qui ont les moyens de se procurer quelque comfort.

TRAVAIL.

La profession militaire subit à Orléansville les mêmes alternatives de travail et de repos que dans les autres localités de l'Algérie. Nous signalerons seulement la fréquence des mouvements de troupes, soit pour faire des expéditions, soit pour concourir aux travaux des routes. Ces travaux occupent pendant la belle saison plusieurs compagnies, sur divers points de la route de Ténès, aux Cinq-Palmiers, à Chirba, lieux un peu marécageux, ou à l'Ouarensenis, dans d'excellentes positions, ou bien encore à divers petits postes de moindre importance, comme à l'Oued-Fodda.

Pour les civils, c'est autre chose : les cultivateurs sont rares parmi les habitants ; il faut aller au village de la Ferme et à la colonie de Ponteba, pour trouver des familles presqu'exclusivement adonnées aux travaux des champs.

A la ville, les débitants, négociants ou traficants, ouvriers de bâtiments, cordonniers, tailleurs, etc., forment l'immense majorité. Il en résulte une agglomération peu stable, devant une partie de ses revenus aux dépenses diverses de la garnison, aux travaux du génie militaire et des ingénieurs civils, aux chances de paix et de guerre. Dans un avenir qui n'est pas éloigné, et lorsque les travaux essentiels des bâtiments seront achevés, on peut prévoir que le départ d'un grand nombre d'ouvriers, d'entrepreneurs, d'artisans divers, amènera une diminution dans le chiffre des petits commerçants.

POPULATION.

Nous n'avons pu nous procurer aucun renseignement officiel sur le chiffre de l'effectif militaire depuis 1843.

D'après ceux que nous avons obtenus, on pourrait, en estimant la garnison moyenne à 2,500 hommes, se rapprocher beaucoup de la vérité; en l'estimant à 2,400, on est plutôt au-dessous qu'au-dessus du chiffre moyen (1).

La population civile a subi les fluctuations suivantes :

ÉPOQUES.	NOMBRE d'habitants EUROPÉENS.	OBSERVATIONS.
Au 31 décembre 1844..	428	
Id. 1847..	806 (1)	(1) Dont 180 Espagnols et Maltais.
Id. 1848..	721 (2)	(2) Dont 215 Espagnols et Maltais.
Id. 1849..	849 (3)	(3) Dont 215 Espagnols et Maltais.
Au 1er juillet 1852.....	720 (4)	(4) Avec une égale proportion d'Espagnols et de Maltais.

A la même époque, le village de la Ferme contenait 135 habitants, et Ponteba 205.

La population a donc subi à Orléansville, depuis 1847, un déchet de 76 habitants.

Au 31 décembre 1849, la population indigène à résidence fixe était de :

$$\left. \begin{array}{l} \text{Musulmans} \dots\dots\dots\dots\dots\dots\ 9 \\ \text{Israélites} \dots\dots\dots\dots\dots\dots\ 30 \end{array} \right\} 39$$

Les naissances, depuis l'origine jusqu'à la fin du premier semestre 1850, sont de :

Orléansville...................... 150
Ponteba......................... 11
La Ferme....................... 3

---

(1) Nous comprenons avec la garnison de la ville, celle des camps ou postes environants, envoyant leurs malades à notre hôpital.

Les mariages, dans le même temps, ont été de :

> Orléansville...................... 60
> Ponteba......................... 7
> La Ferme........................ 1

MORTALITÉ.

1° *Armée*. — En comprenant toutes les années complètes de 1844 à 1849 inclusivement, et en estimant la garnison d'Orléansville à 2,500 hommes, on trouve qu'il y est mort annuellement un militaire sur 21, ou 4,7 pour 100 (1).

La garnison étant estimée à 2,400, la proportion serait de 1 sur 19, ou 5, 2 pour 100.

Cette mortalité est inférieure à la mortalité générale des militaires en Algérie. Si, par exemple, on prend une série d'années sur laquelle on possède des documents certains, et qu'on la compare aux mêmes années de mortalité à Orléansville, on arrive au résultat suivant :

En 1844, et jusqu'en 1849 inclusivement, le tableau de la situation des Français en Algérie donne une moyenne d'effectif annuel de 87,000 hommes. La mortalité générale des six années, additionnée et divisée par 6, donne la proportion de 1 décès par 15 militaires. Si nous prenons la même série d'années à Orléansville, et que nous estimions la garnison à 2,400, la mortalité moyenne étant de 133, nous aurions la proportion de un décès pour 18 hommes. On peut donc avec raison établir *que la mortalité militaire est, à Orléansville, inférieure à la mortalité générale de l'armée d'Afrique pendant cette série d'années, les seules comparables.*

2° *Civils*. — La mortalité des civils européens est plus difficile à établir. Il nous manque des documents sur le chiffre réel de la population, et, d'un autre côté,

---

(1) Voir le tableau n° 3.

le total des morts à l'hôpital ne représente pas, pour les dernières années, la mortalité générale, un certain nombre ayant succombé à domicile. Il faut néanmoins faire ici des réserves sur la valeur des chiffres officiels, qui renferment quelques erreurs. C'est ainsi, par exemple, que le tableau officiel donne pour 1844 9 décès, tandis que le registre des décès de l'hôpital en présente 12 ; et qu'en 1846 le tableau indique 7 décès, tandis que nous avons constaté qu'il y en avait eu 9.

Dans le dernier volume du Tableau de la situation des établissements français en Algérie, publié par le Gouvernement en 1851, on trouve le total des décès par année, depuis l'origine jusqu'à la fin du premier semestre de 1850. Pour Orléansville et ses annexes, ces chiffres ne coïncident pas exactement avec ceux que donnent les volumes précédents, et le total est de beaucoup plus considérable que celui des décès inscrits au registre de notre hôpital. Il n'est pas inutile de les mettre en regard.

Tableau comparatif.

DÉCÈS.		DÉSIGNATION DES ANNÉES.							TOTAUX.
		1843.	1844.	1845.	1846.	1847.	1848.	1849.	
Tableau officiel. { Orléansville.		3	9	19	7	38	61	127	
Ponteba.....		»	»	»	»	»	»	21	288
La Ferme...		»	»	»	»	»	»	3	
Extrait du registre de l'hôpital.............		2	12	9	9	10	24	65	131

La différence pour les années comparables est, comme on le voit, énorme ; mais les chiffres officiels ne sont pas très-exacts, et il y a lieu de rester dans le doute. Cependant, en prenant le chiffre officiel pour les années dont on connaît la population, on pourrait ariver à une approximation. Soit les quatre années suivantes :

ANNÉES.	HABITANTS.		DÉCÈS.
1844............	428............................		9
1847............	806............................		38
1848............	721............................		61
1849..........	1,050 { 849 à Orléansville............ 201 dans les Colonies........ }		151

Elles donnent une proportion moyenne de 800, et une mortalité moyenne de 64,7. La proportion des décès aux habitants, par année, est donc de un sur douze, ou 8 pour 100. Cette mortalité, sans doute considérable, le paraît davantage, parce que, dans les quatre années qui servent de base au calcul, se trouve une épidémie de choléra. Mais lorsqu'on songe que pendant les années 1845, 1847, 1848 et 1849, la mortalité moyenne annuelle de Blidah a été de 7,59 pour 100, celle de Ténès, durant les années 1847, 1848 et 1849, de 6,4 pour 100, celle de Philippeville, durant les mêmes années, de 8,4 pour 100, celle de Milianah, de 7,55 pour 100, enfin la mortalité générale de la population civile de toute l'Algérie, de 6,66, on se demande jusqu'à quel point la mortalité civile décèlerait à Orléansville une insalubrité extraordinaire.

Si donc, pendant les quelques années sur lesquelles on peut établir des calculs, la mortalité civile d'Orléansville est un peu supérieure à la moyenne générale, on peut dire que la circonstance d'une épidémie, celle de 1849, a singulièrement grossi le chiffre des décès. Car en éloignant cette année, on aurait une mortalité, pour les années 1844, 1847 et 1848, de 1 sur 21,4, ou 4,6 pour 100. Or, la moyenne de la mortalité pour toute l'Algérie a été :

En 1844, de............ 4,46 pour 100.
En 1847, de............ 5 —
En 1848, de............ 5,25 —

Ce tableau comparatif vient à l'appui de ma dernière

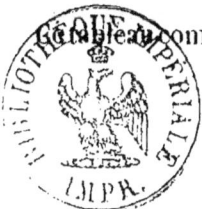

2

assertion, et justifierait cette conclusion, qu'en temps ordinaire, à Orléansville, il n'y a pas eu de mortalité plus considérable que dans le reste de l'Algérie, et que, pendant l'année épidémique de 1849 seulement, elle a été de 1 sur 6,9, ou de 14 pour 100, c'est-à-dire un peu plus forte que :

A Mostaganem, où elle était de	11,68	pour 100.
Oran....................	10,71	—
Blidah	10,59	—
Bone...................	10,38	—
Ténès..................	10,33	—
Philippeville...........	10	—

et inférieure à celle de Cherchell, qui était de **32,36** pour 100.

Si l'on s'en rapporte au tableau des décès du livre déjà cité (1), on aurait les résultats dont je viens de parler. Mais comme il est évident que, pour la mortalité d'Orléansville, on a commis des erreurs, et que le chiffre est exagéré, je crois qu'on devrait le rectifier en ce sens, que jamais la mortalité en ville n'a été aussi considérable que celle de la même catégorie d'habitants morts à l'hôpital.

3° *Indigènes.* On ne peut rien préciser quant à cette mortalité, qui a porté exclusivement sur des Arabes étrangers à la localité, venus parfois de très-loin pour se faire traiter.

Le tableau n° 5 indique le rapport des décès aux entrées, tant par année que par catégorie d'habitants civils et militaires; nous y renvoyons sans autres commentaires.

MALADIES.

En consultant notre tableau n° 4, on peut se faire une idée des maladies qui ont été cause de mort à Orléansville.

---

(1) Tableau de la situation des établissements français en Algérie pour 1847, 1848, 1849, et 1er semestre 1850.

Le choléra, qui a régné épidémiquement en 1849 et en 1850, a enlevé, durant ces années, à l'hôpital, 322 habitants, dont 94 civils et Arabes.

La dyssenterie et la diarrhée ont fait périr ensemble 420 individus, le plus grand nombre militaires, puisque 42 seulement appartiennent aux civils et indigènes; la population civile européenne ayant perdu 26 malades de ces affections, présente donc le neuvième environ du chiffre des décès, tandis que, pour le choléra, elle entre dans la proportion d'un quart.

Les fièvres endémiques viennent après : sur 153 décès de ces affections de tout genre, on compte 35 civils ou Arabes; les 129 décès par fièvre typhoïde appartiennent presque tous exclusivement aux militaires, moins 9, dont 6 civils (1). Il est permis d'y ajouter 12 cas de gastro-entérite, dont 10 militaires.

Les maladies du foie, contrairement à ce qu'on aurait pu supposer d'abord d'un climat essentiellement chaud, n'ont donné que 24 décès, dont 21 portant sur des militaires. Enfin, on trouve 16 décès dus à la péritonite, non compris la péritonite puerpuérale qui a donné 4 décès.

On peut donc établir que les maladies des viscères abdominaux et les fièvres l'ont emporté sur toutes les autres maladies, et que les premières constituent en réalité l'affection dominante du pays parmi celles qui entraînent la mort.

Les affections de poitrine viennent ensuite. On trouve, en effet, 9 décès par maladies du cœur ; les maladies du poumon et de ses enveloppes ayant donné 99 décès, il y a un total de 108 morts par maladie des organes intra-thoraciques, dont 32 appartiennent aux civils et Arabes.

---

(1) Les Arabes désignés comme morts de fièvre typhoïde ont-ils bien réellement succombé à cette affection ? Depuis deux ans que je cherche si les indigènes ou les acclimatés peuvent mourir de cette maladie, je n'ai pas encore eu occasion d'en voir un seul.

Les décès par affections du cœur et de la poitrine entrent donc dans la mortalité générale dans la proportion d'un treizième environ.

Ces faits parlent assez d'eux-mêmes, et sont suffisamment justifiés par la connaissance que nous avons du climat, pour n'avoir besoin d'aucun commentaire.

Les maladies cérébrales ont donné un ensemble de 40 décès, dont 33 de méningite et de méningite cérébro-spinale.

Chose digne d'être remarquée, et qui confirme notre opinion sur l'influence du froid dans la méningite, c'est que 24 des 33 cas ont succombé, le plus grand nombre en octobre et en novembre, les autres en janvier, février et mars ; *toutes les méningites cérébro-spinales appartiennent aux deux mois d'octobre et de novembre.* C'est en 1845 qu'elles ont été presque toutes observées. Durant la même année, la variole régnait épidémiquement dans beaucoup de localités de l'Algérie, et y faisait des ravages qui ont élevé, pour cette année, le chiffre de la mortalité.

Les fièvres éruptives forment un chiffre à peu près insignifiant ; le tableau indique qu'il y a eu 18 décès par variole, tous militaires, et qui appartiennent aux deux années 1847 et 1849 ; deux cas d'érysipèle, un d'anasarque suite de rougeole, un de pourpre hémorrhagique, enfin un décès arabe par pemphigus.

Ce tableau de la mortalité signale encore d'autres genres de décès.

On remarque 16 morts de scorbut, 3 de tétanos, 2 décès par hydrophobie, qui ont eu lieu en janvier et en février 1851, et d'autres affections presque exclusives aux Arabes, telles que syphilis, cancer, résorption purulente, carie vertébrale, et un cas de néphrite albumineuse chez un indigène.

De l'ensemble de ces données, il résulte donc que la mortalité la plus considérable appartient aux affections de l'appareil digestif, au choléra, aux fièvres et aux cachexies, aux affections de poitrine, à celles de la tête, et enfin à celles de la peau ;

Février, mars, avril, mai, juin et juillet donnent un chiffre total de décès égal à 305, tandis que les six autres mois en présentent 1,071, c'est-à-dire un total plus de trois fois supérieur; ce qui est conforme à la règle générale de la mortalité en Algérie.

Il y a des maladies qui fournissent peu de décès, et qui néanmoins sont assez nombreuses pour que nous en parlions.

Plus de la moitié de ces maladies sont des fièvres endémiques. Viennent ensuite les affections du tube digestif, celles de la poitrine, et enfin celles de la tête.

Les cachexies, suite de fièvre, sont rares ; les engorgements spléniques sont peu marqués.

Les turgescences du foie avec ictère compliquent souvent les fièvres d'accès.

Les maladies de la peau sont peu communes, si l'on excepte la gale bédouine et l'urticaire, les efflorescences érythémateuses, si communes chez les enfants et les jeunes gens. Je n'ai vu qu'un cas de scarlatine pendant quatre mois de séjour, et deux cas de rougeole chez des petits enfants. Cette dernière affection est tellement rare, que, depuis plus de deux ans, M. Dédominici, médecin civil, n'en avait pas vu un seul cas avant ceux que je viens de citer.

La variole n'est pas non plus très-commune. Durant quatre mois, j'en ai vu un seul cas, dont un militaire non vacciné a failli être victime.

Je mentionnerai les troubles de la menstruation, qui, à Orléansville comme ailleurs en Algérie, tourmentent si souvent les filles nouvellement pubères et les femmes pendant la période menstruelle ; ces troubles sont très-souvent la seule manifestation de l'influence du climat, et ils cèdent, comme les fièvres les mieux tranchées, au sulfate de quinine; souvent ils sont accompagnés de fièvres d'accès.

L'ophthalmie, et surtout l'ophthalmie catarrhale, est très-commune dans la population civile peu aisée d'Orléansville.

Tous ceux qui sont mal logés et mal nourris, les enfants et les femmes, en sont plus fréquemment atteints que les autres. Souvent des accès de fièvre précèdent et accompagnent ces affections, qui ne peuvent guérir qu'à l'aide du fébrifuge combiné avec le traitement local.

Enfin, pour clore cette rapide énumération des maladies du pays, je dois signaler, chez les Arabes, ces nombreuses affections syphilitiques constitutionnelles qui les dégradent et les rongent souvent dès la plus tendre enfance: c'est sur ces malheureux, qui entrent en grand nombre à l'hôpital d'Orléansville, qu'on peut revoir ces hideux exemples de la maladie que nous ne connaissons plus en Europe, et qui sont retracés dans les annales de la science.

La population européenne est presque entièrement exempte de ces affections.

Ici se termine mon ébauche. Toute imparfaite qu'elle est, on peut en tirer les conclusions suivantes :

1° La mortalité militaire à Orléansville est inférieure à celle de l'armée d'Afrique prise en masse, ce qui est contraire à ce qu'on pense généralement.

2° La mortalité des civils européens, en faisant abstraction d'une année épidémique (celle de 1849), y est égale à la mortalité civile moyenne de toute l'Algérie.

Elle lui est supérieure pour 1849 seulement.

3° La chaleur sèche, de longue durée, des vents variables, souvent violents et chargés de poussière, la rareté et la mauvaise qualité des eaux, de mauvaises habitations civiles, la pénurie d'un certain ordre d'aliments végétaux : telles sont, en résumé, les principales conditions sous l'influence desquelles se développent les maladies de cette localité.

4° La manifestation d'un grand nombre de fièvres, souvent pernicieuses, en l'absence de marais, est un fait à méditer par les médecins qui s'occupent de l'étiologie des fièvres, et qui confirme l'opinion de ceux qui croient au développement possible des fièvres d'accès sans l'intervention des émanations palustres.

5° Enfin, bien que la salubrité d'Orléansville soit loin d'être parfaite, il est évident que l'on n'y est pas exposé à plus de chances de mort qu'ailleurs en Algérie, et il est permis d'espérer que, dans un temps plus ou moins éloigné, le reboisement des collines et des montagnes des environs, de nouveaux travaux pour amener en plus grande abondance les eaux de bonnes sources un peu éloignées, la reconstruction des habitations civiles, la création de jardins potagers, et la facilité plus grande des communications avec Ténès et Milianah, feront d'Orléansville un lieu des plus habitables.

TABLEAU N° 1.

Récapitulation générale, et par mois, des entrées à l'hôpital militaire d'Orléansville, depuis le mois d'avril 1843, jusqu'au 6 juin 1852.

ANNÉES	Janvier	Février	Mars	Avril	Mai	Juin	Juillet	Août	Septembre	Octobre	Novembre	Décembre	TOTAL par ANNÉE	Militaires	Civils et indigènes
1843	»	»	»	12ᴬ	209ᴬ	301	402	455	567	559	287	180	2,072	2,882	90
1844	163	148	182	190	189	313	276	718	627	383	207	166	3,562	3,098	464
1845	171	118	177	193	390	311	232	276	393	712	439	390	3,802	3,403	399
1846	351	180	92	127	163	259	250	213	300	246	176	206	2,563	2,173	390
1847	136	88	66	72	136	169	226	301	330	412	310	165	2,411	2,021	390
1848	90	103	63	135	105	96	238	515	545	552	347	173	2,962	2,347	615
1849	143	125	141	133	152	147	160	175	214	356	245	103	2,094	1,455	639
1850	96	104	50	70	102	125	198	289	320	319	159	159	1,991	1,177	814
1851	171	96	133	123	159	144	242	437	399	447	198	171	2,720	1,819	901
1852	112	95	104	112	157	12ᴬ	»	»	»	»	»	»	592	299	293
TOTAUX	1,433	1,057	1,008	1,453	1,553ᴬ	1,863	2,224	3,379	3,625	3,986	2,368	1,713	25,669	20,674	4,995

TOTAL égal à celui des années.

A. Pour les totaux par mois, ou a retranché les mois d'avril et mai 1843, ensemble... 221 entrées.
Plus le mois de juin 1852, montant à.............. 12

Total de la déduction................ 233
Total des autres mois réunis........... 25,436
Total égal à celui des années.......... 25,669

TABLEAU N° 2.

Relevé des entrées par mois, depuis le 1er juin 1843 jusqu'au 31 mai 1852, formant neuf années complètes.

N° D'ORDRE par nombre D'ANNÉES.	MOIS classés par ordre numérique DES ENTRÉES.	TOTAL par MOIS.	CLASSEMENT NUMÉRIQUE DES ENTRÉES.			
			TRIMESTRES.	TOTAL.	SEMESTRES.	TOTAL.
1.	Octobre.........	3,996	3e Trimestre....	9,298		
2.	Septembre........	3,695	4e Trimestre....	8,067	2e Semestre....	17,365
3.	Août.............	3,179				
4.	Novembre	2,368				
5.	Juillet...........	2,224	2e Trimestre....	4,573		
6.	Juin.............	1,865	1er Trimestre..	3,498	1er Semestre...	8,071
7.	Décembre........	1,713				
8.	Mai.............	1,553				
9.	Janvier..........	1,433				
10.	Avril............	1,155				
11.	Février..........	1,057				
12.	Mars............	1,008				
	TOTAUX.........	25,436		25,436		25,436

Tableau des décès par genre de maladie, survenus à l'hôpital militaire d'Orléansville, depuis le 5 mai 1843, jusqu'au 6 juin 1852.

DÉSIGNATION des MALADIES.	MORTALITÉ EN GÉNÉRAL												
	SUIVANT LES MOIS DE L'ANNÉE												
	Janvier.	Février.	Mars.	Avril.	Mai.	Juin.	Juillet.	Août.	Septembre.	Octobre.	Novembre.	Décembre.	TOTAL.
Fièvre intermittente.	//	//	//	//	//	1	//	//	//	//	1	//	2
Fièvre pernicieuse...	5	3	1	2	1	4	9	24	37	28	7	8	129
Fièvre rémittente....	//	//	//	//	1	//	3	2	2	1	2	//	11
Fièvre continue.....	//	//	//	//	//	//	//	2	//	//	//	//	2
Cachexie paludéenne.	//	//	1	//	//	//	1	//	//	//	1	//	3
Ascite et anasarque.	3	5	1	//	//	//	//	1	1	1	2	1	15
Rupture de la rate...	//	//	//	//	//	//	//	//	1	//	//	//	1
Typhus............	//	//	//	//	//	//	//	//	//	7	//	//	7
Fièvre typhoïde.....	5	3	3	3	6	11	19	25	25	16	8	5	129
Choléra-morbus asiatique..........	//	//	//	//	//	//	//	//	22	192	104	4	322
Dyssenterie.........	23	6	7	12	2	8	12	35	14	22	35	27	203
Diarrhée..........	25	12	9	3	4	8	10	14	18	28	55	31	217
Gastro-entérite.....	//	1	//	1	1	//	1	1	3	//	2	2	12
Embarras gastrique .	//	//	//	//	//	//	1	//	//	//	//	//	1
Indigestion.........	1	//	//	//	//	//	//	//	1	//	//	//	2
Péritonite..........	1	1	1	1	//	3	//	2	3	2	1	1	16
Hépatite et abcès du foie............	3	1	//	//	//	1	1	3	2	5	5	2	23
Cirrhose du foie.....	//	//	1	//	//	//	//	//	//	//	//	//	1
Variole............	6	2	1	1	4	2	//	1	//	a	//	1	18
Erysipèle facial.....	//	//	//	//	//	//	//	//	//	1	//	1	2
Anasarque, suite de rougeole.........	//	//	//	//	//	1	//	//	//	//	//	.	1
Pourpre hémorrhagique.............	//	//	//	//	//	//	//	//	//	//	//	//	1
Encéphalite aiguë...	//	//	//	//	//	1	//	//	//	//	a	1	2
Méningite..........	2	2	2	1	1	1	//	6	//	3	1	//	19
Méningite cérébro-spinale............	//	//	//	//	//	//	//	//	//	9	5	//	14
Apoplexie..........	//	1	//	//	//	//	//	//	//	//	//	2	3
Commotion cérébrale	//	//	//	1	//	//	//	1	//	//	//	//	2
Nostalgie..........	//	2	//	//	//	//	//	//	//	//	//	//	2
Endo-cardite et péricardite............	1	//	1	1	//	//	//	2	//	//	//	//	5
A reporter...	75	39	28	26	20	41	57	119	129	315	229	86	1165

Suite du Tableau N° 3.

DÉSIGNATION des MALADIES.	MORTALITÉ EN GÉNÉRAL SUIVANT LES MOIS DE L'ANNÉE.												TOTAL.
	Janvier.	Février.	Mars.	Avril.	Mai.	Juin.	Juillet.	Août.	Septembre.	Octobre.	Novembre.	Décembre.	
Report.....	75	39	28	26	20	41	57	119	129	315	229	86	1165
Affections organiques du cœur.........	"	"	"	"	"	"	1	"	"	"	"	3	4
Laryngite et bronchite.	"	"	"	"	1	"	"	"	"	"	"	1	2
Asthme..	"	"	"	1	"	"	"	"	"	1	"	"	2
Pneumonie aiguë.....	4	6	5	8	2	2	2	3	"	4	5	10	51
Pneumonie chronique.	4	"	3	"	"	"	1	"	1	"	1	1	11
Pleurite	2	1	1	"	"	"	"	"	"	2	2	3	11
Phthisie pulmonaire..	"	"	3	3	2	2	1	1	2	"	5	3	22
Péritonite puerpérale.	"	"	"	"	1	"	"	"	"	1	2	"	4
Lymphangite des membres pelviens......	"	"	1	"	"	"	"	"	"	"	"	"	1
Hystérie...........	"	"	"	"	"	"	"	"	"	1	"	"	1
Néphrite albumineuse.	"	"	"	"	"	"	"	"	"	"	"	1	1
Cystite hémorrhagique	"	"	"	"	"	"	1	"	"	"	"	"	1
Scorbut	7	2	1	"	1	1	1	1	"	1	"	1	16
Cancer............	"	"	"	"	"	"	"	"	"	1	"	"	2
Syphilis...........	"	"	1	1	"	1	"	"	"	"	1	"	4
Gangrènes diverses...	1	"	"	"	"	"	"	1	"	i	1	"	4
Résorption purulente..	1	2	2	1	2	"	"	1	"	"	"	"	9
Tétanos.....	"	"	"	"	2	"	"	"	"	"	"	1	3
Rage.............	1	1	"	"	"	"	"	"	"	"	"	"	2
Paralysie...........	"	"	"	"	"	"	"	"	1	"	"	"	1
Marasme	"	"	"	1	"	"	"	"	"	"	"	"	1
Mort subite.........	"	"	"	"	"	"	"	"	"	2	"	"	2
Blessures..........	3	8	"	4	5	5	3	6	2	4	5	2	42
Ulcères..,.........	"	"	"	"	"	"	"	"	1	"	"	"	1
Pemphigus	"	1	"	"	"	"	"	"	"	"	"	"	1
Carie vertébrale.....	"	"	"	"	"	1	"	1	"	"	"	1	3
Asphyxie par submersion...............	"	"	"	"	"	1	"	"	"	"	"	"	1
Hernie étranglée.....	"	"	"	"	"	1	"	"	"	"	"	"	1
Paralysie intestinale..	"	"	"	1	"	"	"	"	"	"	"	"	1
Epuisement nerveux..	"	"	"	"	"	"	"	"	"	"	"	1	1
Sans indication......	"	"	"	"	"	"	"	1	1	"	3	"	5
TOTAUX....	99	55	45	45	38	55	67	134	137	332	255	114	1376
A déduire les non-militaires.....													278
Reste pour l'armée..													1098

Observations météorologiques faites depuis le 13 mai 185

DÉSIGNATION du genre DES OBSERVATIONS.	ANNÉE 1851. — MOIS DE							
	Mai (A).	Juin.	Juillet.	Août.	Septemb.	Octobre.	Novemb.	Décembr
Thermomètre à l'ombre et au nord								
Moyenne de la température......	(B) 2.º22	27º //	30º88	31º38	24º27	19º77	10º59	11º11
Maxima.........	35 //	40 //	43 //	41 //	33 //	30 //	16 //	16 5
Minima.........	11 //	15 //	25 //	21 //	15 5	11 //	7 //	7 //
Moyenne des jours les plus chauds.	27 8	35 9	36 2	34 6	29 9	23 9	14 2	14 1
Moyenne des jours les moins chauds	16 1	19 6	28 2	25 2	19 5	14 //	6 8	9 //
Plus grandes variations diurnes...	19 //	14 //	13 5	12 //	9 //	17 //	7 //	7 5
Thermomètre au soleil.								
Maxima.........	45 //	60 //	60 //	65 //	54 //	52 //	38 7	33 //
Baromètre	pouc. lig.	pouc. lig.	pouc. lig.	pouc. lig.	pouc. lig.	pouc. lig.	pouc. lig.	pouc. lig.
Maxima.........	28 4	28 5	28 5	28 4	28 4	28 5	28 4	28 6
Minima.........	28 1	27 //	27 //	28 //	28 1	27 //	28 //	28 2
Vents..........	E. et S-E. 15 jours Les autres j. sans indication. O. et N-O. 4 jours.	E. 12 j. O. 4 j. E. et N-E. 8 jours. N. et N-O. 3 jours.	E. plein, 10 jours E-N. 7 jours. S. et S-E. 8 jours. N-O. 6 jours.	E. 8 jours S.-E. 9 jours. S.-O. 4 j. N. 2 jours N -O. 4 jours.	O. le 10 du mois. Sans indication pour les 29 autres jours.	S. jusqu'au 7. S.-O. 5 j. O.5jours. N. N.-E. 4 jours. Sans indication pour les autres.	Sans indication.	//
Jours de ciel couvert sans pluie..	3	3	//	//	4	3	3	5
Jours de pluie...	//	//	//	//	4	4	13	3
Jours de neige...	//	//	//	//	//	//	//	//
Jours d'orages...	//	//	//	//	2 { 1 fort le 10. 1 le 30 à midi.	//	1 le 9 du mois.	//
Jours d'ouragans	//	//	//	Vents forts les 30 et 31.	Vent très-violent le 30.	//	//	//
Autres phénomènes	//	//	//	//	//	Nuits froides et rosées les 4 et 5 du mois.	//	//

b 4.

usqu'au 1er août 1852.

ANNÉE 1852. — MOIS DE							OBSERVATIONS.
Janvier.	Février.	Mars.	Avril.	Mai.	Juin.	Juillet.	
10°49	8°67	12°72	15°69	20° 4	25° 6	21° 6	(A) Pour ce mois, les observations ne commencent qu'au 13.
15 «	14 4	21 «	25 «	34 «	38 «	43 «	(B) Tous les degrés sont mesurés au thermomètre centigrade.
5 «	4 «	5 «	10 «	12 «	16 «	21 «	
11 2	11 6	17 6	19 8	26 2	31 8	34 6	
7 3	6 2	8 4	12 2	13 4	23 2	27 6	
9 «	8 «	9 «	13° le 21.	18 5 Le 21, entre 6 h. du matin et 3 h. du s.	15 «	16 «	
30 «	34 «	38 «	40 «	49 «	55 «	55 5	Ces maxima ont été obtenus entre 2 et 4 h. de l'après-midi, ordinairement à 3 heures.
pouc. lig.	pouc. lig.	pouc. lig.	pouc. lig.	pouc. lig.	pouc. lig.	pouc. lig.	
28 6	28 7	28 4	28 6	28 5	28 4	28 2	Ces observations barométriques sont données à titre de renseignement. L'instrument ne nous a pas paru en bon état. Les hauteurs barométriques n'ont pas été ramenées à la température de zéro.
28 «	28 «	28 «	28 3	27 4	28 «	28 «	
S. fort 14. Les utres j. ns indi- ation.	«	«	Variable. N.-O. le plus souvent.	O. N.-O. S.-O. du 1er au 12 incl. E. sirocco 4 j. N.-O. O.-N. le reste du mois	N. N.-O. O. presque toujours et un peu N.-E. 1 j. E. sirocco.	0.22 jours E. 9 j. { O. 4 j. N-O. 15 j. S-O. 3 j. E. 3 j. { N.-E. 6 jours	
4	1	4	8	7	5	8	
9	10	3	«	11	«	3	Les pluies des orages sont comprises dans ce total des jours de pluie.
«	2	«	«	«	«	«	
«	«	«	«	7	4	3	
«	«	«	«	3 ouragan Le N-E. a été violent presque tous les j.	Vent violent du 12 au 18, et du 28 au 30.	6 ouragans.	
«	«	«	«	«	«	«	

TABLEAU Nº 5.

ÉTAT de la mortalité par année, comparée aux Entrées, et pour quelques années à la population et à l'effectif.

MILLÉSIMES.	CATÉGORIES.	DÉSIGNATION DES ENTRÉES et des décès.	Nombre.	PROPORTION.
1843	En masse....	— Entrées.... / — Décès....	2,972 / 110	:: 1 : 27 ou 4 sur 100
	Civils européens.	— Entrées.... / — Décès....	65 / 2	:: 1 : 32,5 ou 3,2 sur 100
	Militaires....	— Entrées.... / — Décès....	2,882 / 106	:: 1 : 27,1 ou 3,6 sur 100
	Indigènes....	— Entrées.... / — Décès....	25 / 2	:: 1 : 12,5 ou 8 sur 100
1844	En masse....	— Entrées.... / — Décès....	3,562 / 166	:: 1 : 21,45 ou 4,66 sur 100
	Civils européens.	— Entrées.... / — Décès....	197 / 12	:: 1 : 16,41 ou 6 sur 100
	Militaires....	— Entrées.... / — Décès....	3,098 / 150	:: 1 : 20,65 ou 4,8 sur 100
	Indigènes....	— Entrées.... / — Décès....	267 / 4	:: 1 : 66,75 ou 1,49 sur 100
1845	En masse....	— Entrées.... / — Décès....	3,802 / 188	:: 1 : 20,22 ou 4,9 sur 100
	Civils européens. (1)	— Entrées.... / — Décès....	300 / 9	:: 1 : 33,33 ou 3 sur 100
	Militaires....	— Entrées.... / — Décès....	3,403 / 173	:: 1 : 19,6 ou 5 sur 100
	Indigènes....	— Entrées.... / — Décès....	99 / 6	:: 1 : 16,5 ou 6 sur 100
1846	En masse....	— Entrées.... / — Décès....	2,563 / 117	:: 1 : 21,9 ou 4,5 sur 100
	Civils européens.	— Entrées.... / — Décès....	293 / 9	:: 1 : 32,55 ou 3 sur 100
	Militaires....	— Entrées.... / — Décès....	2,173 / 104	:: 1 : 20,8 ou 4,7 sur 100
	Indigènes....	— Entrées.... / — Décès....	97 / 4	:: 1 : 24,2 ou 4,1 sur 100
1847	En masse....	— Entrées.... / — Décès....	2,411 / 72	:: 1 : 33,4 ou 2,9 sur 100
	Civils européens. (2)	— Entrées.... / — Décès....	242 / 10	:: 1 : 24,2 ou 4,1 sur 100
	Militaires....	— Entrées.... / — Décès....	2,021 / 57	:: 1 : 35,4 ou 2,8 sur 100
	Indigènes....	— Entrées.... / — Décès....	148 / 5	:: 1 : 29,6 ou 3,2 sur 100
1848	En masse....	— Entrées.... / — Décès....	2,962 / 175	:: 1 : 18 ou 5,9 sur 100
	Civils européens. (3)	— Entrées.... / — Décès....	474 / 24	:: 1 : 19,7 ou 5 sur 100
	Militaires....	— Entrées.... / — Décès....	2,347 / 142	:: 1 : 16,5 ou 6 sur 100
	Indigènes....	— Entrées.... / — Décès....	141 / 9	:: 1 : 15,66 ou 6,3 sur 100

(1) Population civile : 428. Décès, 9. Proportion :: 1 : 60,8 ou 2,1 pour 100.
(2) Population civile : 806. Morts, 10. Proportion :: 1 : 80 ou 1,2 pour 100.
(3) Population civile : 806. Morts, 24. Proportion :: 1 : 33,6 ou 2,7 pour 100.

Suite du TABLEAU N° 5.

MILLÉSIMES.	CATÉGORIES.	DÉSIGNATION DES ENTRÉES et des décès.	Nombre.	PROPORTION.
1849	En masse. . . .	— Entrées. . . .	2,094	:: 1 : 8,58 ou 11,6 sur 100
		— Décès.	244	
	Civils européens.	— Entrées. . .	505	:: 1 : 7,71 ou 12,8 sur 100
	(1)	— Décès.	65	
	Militaires	— Entrées. . . .	1,455	:: 1 : 8,98 ou 11,8 sur 100
		— Décès.	172	
	Indigènes	— Entrées. . . .	134	:: 1 : 16,7 ou 5,9 sur 100
		— Décès.	8	
1850	En masse. . . .	— Entrées. . . .	1,991	:: 1 : 8,6 ou 11,5 sur 100
		— Décès.	229	
	Civils européens.	— Entrées. . . .	596	:: 1 : 9,77 ou 1,02 sur 100
	(2)	— Décès.	61	
	Militaires	— Entrées. . . .	1,177	:: 1 : 8,12 ou 12,3 sur 100
	(3)	— Décès.	145	
	Indigènes. . . .	— Entrées. . . .	238	:: 1 : 1,03 ou 9,66 sur 100
		— Décès.	23	
1851	En masse. . . .	— Entrées. . . .	2,720	:: 1 : 41,8 ou 2,38 sur 100
		— Décès.	65	
	Civils européens.	— Entrées. . . .	534	:: 1 : 106,8 ou 0,9 sur 100
	(4)	— Décès.	5	
	Militaires . . .	— Entrées. . . .	1,819	:: 1 : 42,3 ou 2,36 sur 100
	(5)	— Décès.	43	
	Indigènes	— Entrées. . . .	370	:: 1 : 16,08 ou 6,2 sur 100
		— Décès.	23	
1852	En masse. . . .	— Entrées. . . .	592	:: 1 : 59,2 ou 1,94 sur 100
		— Décès.	10	
	Civils européens.	— Entrées. . . .	149	:: 1 : 1,49 ou 0,66 sur 100
		— Décès.	1	
	Militaires	— Entrées. . . .	299	:: 1 : 49,83 ou 2 sur 100
		— Décès.	6	
	Indigènes. . . .	— Entrées. . . .	144	:: 1 : 48 ou 2,08 sur 100
		— Décès.	3	

PROPORTIONS DES DÉCÈS AUX ENTRÉES EN MASSE.

Militaires, civils indig. en masse.		— Entrées. . . .	25,669	:: 1 : 18,21 ou 5,36 sur 100
		— Décès.	1,376	
Civils européens.		— Entrées. . . .	20,674	:: 1 : 18,82 ou 5,26 sur 100
		— Décès.	1,098	
Militaires		— Entrées. . . .	3,332	:: 1 : 16,91 ou 5,91 sur 100
		— Décès.	197	
Indigènes		— Entrées. . . .	1,663	:: 1 : 20,51 ou 4,87 sur 100
		— Décès.	81	

(1) Orléansville. . . . . . . 721 } 925. Morts, 65. Proportion :: 1 : 14,2 ou 7 pour
La Ferme et Pontéba 204 } 100.

(2) Population civile. { Orléansville. 849 } 1,050. Morts, 61. Proportion :: 1 : 17,2
{ Villages. . . . 201 } ou 5,8 pour 100.

(3) Effectif des troupes. Morts, 145. Proportion :: 1 : 17,2 ou 5,8 pour 100.

(4) Population civile. { Orléansville. 780 } 980. Morts, 5. Proportion :: 1 : 196,0
{ Villages. . . . 200 } ou 0,5 pour 100

5) Effectif. . . . 2,500. Décès, 43. Proportion :: 1 : 58,3 ou 1,7 pour 100.

TABLEAU N° 6.

État récapitulatif des entrants civils européens et des indigènes, depuis le mois d'avril 1843, jusqu'au 6 juin 1852.

ANNÉES.	DÉSIGNATION des TRIMESTRES.	CIVILS EUROPÉENS.			INDIGÈNES
		Habitants d'Orléansville.	Colons de Ponteba.	Colons de la Ferme.	
1843.	2e trimestre..	2	//	//	1
	3e — ..	34	//	//	14
	4e — ..	29	//	//	10
1844.	1er trimestre..	11	//	//	33
	2e — ..	33	//	//	90
	3e — ..	90	//	//	68
	4e — ..	63	//	//	76
1845.	1er trimestre..	23	//	//	59
	2e — ..	28	//	//	9
	3e — ..	79	//	//	16
	4e — ..	170	//	//	15
1846.	1er trimestre..	50	//	//	4
	2e — ..	67	//	//	37
	3e — ..	91	//	//	29
	4e — ..	85	//	//	27
1847.	1er trimestre..	53	//	//	21
	2e — ..	56	//	//	54
	3e — ..	98	//	//	32
	4e — ..	35	//	//	41
1848.	1er trimestre..	46	//	//	27
	2e — ..	39	//	//	32
	3e — ..	190	//	//	43
	4e — ..	192	//	7	39
1849.	1er trimestre..	70	21	18	39
	2e — ..	98	22	21	39
	3e — ..	51	4	34	33
	4e — ..	142	2	22	23
1850.	1er trimestre..	69	//	8	48
	2e — ..	61	6	4	60
	3e — ..	229	9	8	65
	4e — ..	172	4	6	65
1851.	1er trimestre..	108	2	7	109
	2e — ..	90	6	10	91
	3e — ..	152	17	5	79
	4e — ..	118	11	5	91
1852.	1er trimestre..	69	4	8	83
	2e — ..	60	1	7	61
	TOTAUX....	3,053	109	170	1,663

TOTAL égal au tableau n° 1.................   4,995

RÉCAPITULATION.

Civils Européens. { Habitants d'Orléansville.. 3,053 / Colons de Ponteba...... 109 / Colons de la Ferme..... 170 } 3,332

Indigènes................ 1,663

TOTAL égal au tableau n° 1.... 4,995

FIN.

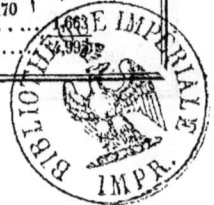

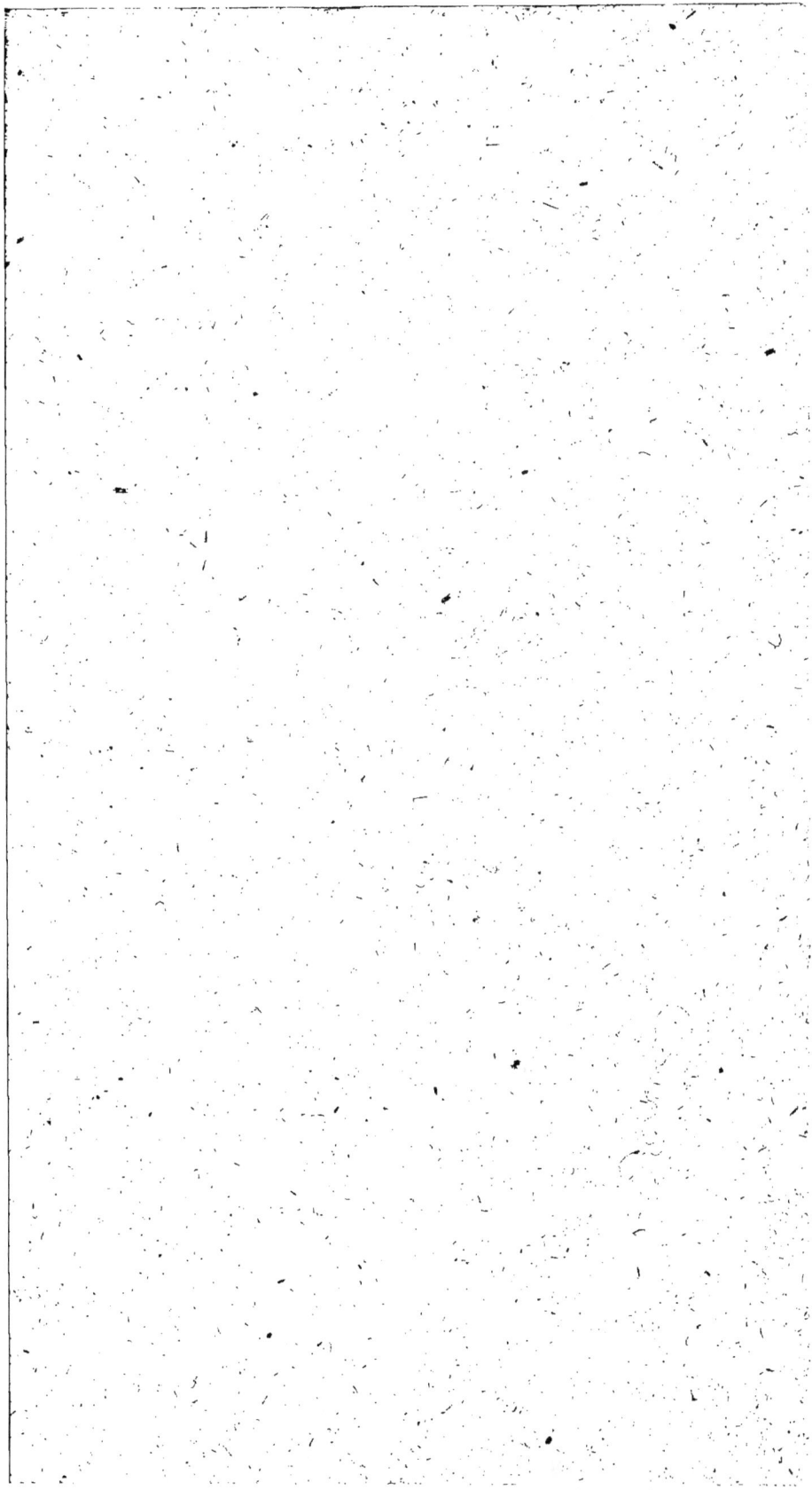

www.ingramcontent.com/pod-product-compliance
Lightning Source LLC
Chambersburg PA
CBHW070743210326
41520CB00016B/4564